EXAMEN

DES PRINCIPAUX POINTS

DE LA

RÉPONSE A L'ARGUMENT,

*TIRÉ du nombre des Personnes mortes en Angle-
terre de la petite Vérole, naturelle & artificielle,
avant & depuis la pratique de l'Inoculation.*

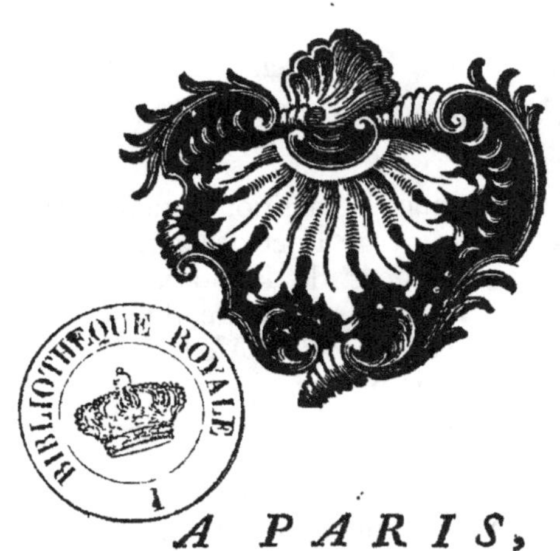

A PARIS,

De l'Imprimerie de BUTARD, Imprimeur-Libraire, rue
Saint Jacques, à la Vérité.

M. DCC. LXVIII.

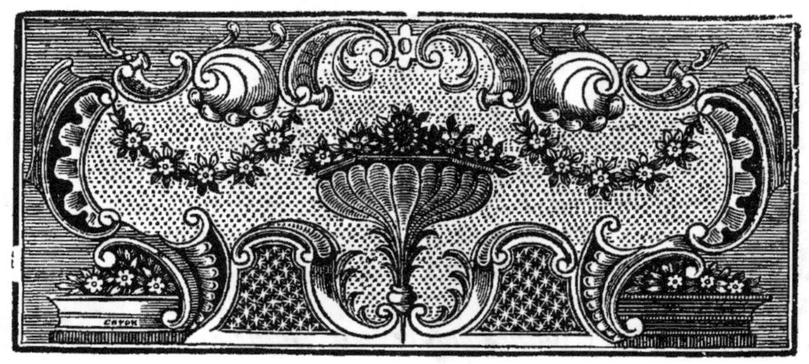

EXAMEN

DES principaux points de la Réponse à l'Argument tiré du nombre des Personnes mortes en Angleterre de la petite Vérole, naturelle & artificielle, avant & depuis la pratique de l'Inoculation.

ON ne sçauroit nier que la question agitée depuis plusieurs années, au sujet des avantages & des inconvéniens de la pratique de l'Inoculation, ne puisse paroître difficile, sur-tout depuis que des Médecins célèbres ont cru devoir prendre parti pour & contre cette pratique, & défendre chacun leur opinion, par de sçavans écrits.

Cependant, comme dans les matiéres les plus compliquées, il est presque toujours certains points, dont l'éclaircissement porte la lumiere, il m'a paru que l'article de l'augmentation du nombre des morts de la petite vérole naturelle en Angleterre, depuis l'introduction de l'Inoculation dans ce Royaume, étoit un point capital, qui, une fois bien constaté, pouvoit conduire à la solution entiere de cette fameuse

A·

queftion, fur laquelle il y a une fi grande divifion de fen-
timens.

Dans la recherche du nombre des perfonnes qui font
mortes en Angleterre de la petite vérole, je ne me fixe pas à
ce qu'en a dit M. de l'Epine à la page 65 de fon rapport fur le
fait de l'Inoculation ; j'y joins, pour un plus ample éclair-
ciffement de la vérité, les preuves que M. de Haën, &
M. Raft fils, Médecin de Lyon ont tirées, l'un après l'autre,
du Nécrologe Anglois.

Cela eft d'autant plus convenable, que c'eft au
nom des Anti-Inoculateurs, en général, que l'Auteur
de la réponfe (1) à la page 84 de fon premier rapport,
commence à fe faire l'objection à laquelle il fe propofe
de répondre, quoiqu'à la page 103 de fon fecond
rapport il paroiffe envifager plus directement M. de
l'Epine.

Voici donc comment M. Petit fe fait à lui-même
l'objection des Anti-Inoculateurs, au fujet de l'augmentation du nombre des perfonnes mortes de la petite
vérole naturelle en Angleterre, depuis le regne de l'Inoculation.

Argument attri-
bué aux Anti-Ino-
culateurs fur la
queftion préfente.

» Dans les premiers temps, où l'on a pratiqué l'Inoculation
» en Angleterre, le Docteur Jurin faifant, difent-ils, le dé-
» nombrement de ceux que la petite vérole enlevoit, écri-
» voit que leur nombre étoit d'environ un fur fept ; depuis
» que l'Inoculation s'eft établie, il eft certain par les tables
» mortuaires de l'Hôpital de la petite vérole à Londres, que
» maintenant il en meurt un fur quatre. A la vérité il paroît,
» par ces mêmes tables, que de la petite vérole inoculée, il
» n'en meurt qu'un feul fur trois cens quarante-trois ; mais
» qu'on prenne enfemble les deux nombres ; qu'on faffe un
» total de ceux qui ont eu la petite vérole naturelle, & de
» ceux qui l'ont reçue par Inoculation, il fe trouvera que de

______

(1) Tout le monde connoît l'illuftre Auteur des deux Rapports, en faveur
de l'Inoculation, auffi diftingué par la force du génie, que par l'étendue defes
connoiffances dans les parties les plus effentielles de la Médécine.

» ce total il eſt mort un ſixiéme, au lieu d'un ſeptiéme, com-
» me il arrivoit auparavant. Donc, ajoûtent-ils, au lieu d'y
» gagner, le Public y perd *. »

Ce que les Anti-Inoculateurs avancent, dit-on, à la page 87, »*qu'il meurt en Angleterre, de la petite vérole* » *naturelle, depuis l'Inoculation, trois ſeptièmes de plus* » *qu'il n'en mouroit auparavant, eſt une ſuppoſition gra-* » *tuite; les choſes ſont encore aujourd'hui, malgré l'Inocu-* » *lation, ſur le même pied, qu'elles étoient du temps que* » *M. Jurin écrivoit* *; » c'eſt-à-dire avant l'Introduction de l'Inoculation en Angleterre.

» Voici le mot de l'énigme..... quand M. Jurin diſoit
» qu'en Angleterre la petite vérole moiſſonnoit un ſeptiéme
» de ceux qu'elle attaquoit, il entendoit parler également
» de celles qu'on traite dans les maiſons des particuliers,
» & de celles qu'on voit dans les Hôpitaux. Mais les tables,
» d'après leſquelles nos adverſaires calculent, ne font men-
» tion que de celles qui ont été ſuivies dans l'Hôpital; & l'on
» ſçait qu'en général, de quelque maladie que ce ſoit, il
» meurt un plus grand nombre de malades dans ces lieux
» que dans les maiſons particulieres *.

On ſe plaint enſuite à la page 85, de l'addition que les Anti-Inoculateurs font du nombre de ceux qui ſont péris dans la petite vérole naturelle, au nombre de ceux qui ſont morts dans l'Inoculation, pour avoir un total des deux nombres ; & de ce qu'ils comparent ce total au nombre de ceux qui mouroient de la petite vérole ſeule, avant l'in-troduction de l'Inoculation.

Cette manière de procéder paroît à l'Auteur de la ré-ponſe, » contraire à la raiſon : il s'agit, dit-il, de comparer
» deux nombres l'un à l'autre, pour en trouver la diffé-
» rence; l'Auteur les additionne, il en forme un total : Eſt-ce
» là le moyen de trouver la différence qu'on cherche? *

Enfin pour rendre l'inconſéquence plus ſenſible, l'Au-teur applique à l'uſage de l'Ipecacuanha dans la dyſenterie, le raiſonnement que l'on fait pour prouver le danger de l'Inoculation *.

A ij

» En changeant seulement le nom d'*Inoculation* & celui
» de *petite vérole,* voici l'argument de nos adverfaires : il *faut*
» *rejetter l'Ipecacuanha comme pernicieux ; car depuis*
» *qu'on s'en fert, il meurt plus de malades de la diffenterie*
» *qu'auparavant :* en voici la preuve ; *on a obfervé que de*
» *trois cens diffenteriques qui prenoient ce remede, il en meurt*
» *une vingtaine : on a obfervé auffi dans trois ou quatre*
» *campagnes, que dans un certain Hôpital, il périffoit plus*
» *de la moitié des foldats qui avoient la diffenterie, & qui*
» *ne faifoient point ufage de l'Ipecacuanha. Or fi vous*
» *joignez le petit nombre de ceux que ce remede n'a pas em-*
» *pêché de mourir, avec le très-grand nombre des malades*
» *qui, dans le temps déterminé, ont perdu la vie dans un*
» *Hôpital, fans avoir éprouvé l'action du remede, il fe trou-*
» *vera que, depuis qu'on fe fert d'Ipecacuanha, il y*
» *a plus de morts de la diffenterie ; donc ce remede eft per-*
» *nicieux ; donc il faut le profcrire.* Admirez avec nous ,
» Meffieurs , le pouvoir de la prévention.

» On fe contenteroit de rire de ce dernier argument : on le
» croiroit fuffifamment réfuté par-là : remettez les noms *d'I-*
» *noculation & de petite vérole,* à la place de ceux *d'Ipe-*
» *cacuanha,* & *de diffenterie,* l'argument prend de l'im-
» portance ; on l'écoute férieufement ; il faut le difcuter ;
» il faut le réfuter en regle.

Pour bien juger de la réponfe à l'objection faite contre
l'Inoculation , il eft néceffaire de donner une idée claire de
la difficulté propofée.

Les partifans de l'Inoculation , auffi-bien que fes adverfaires , s'accordent en ce point , que la maladie donnée par
Inoculation eft contagieufe , comme la petite vérole naturelle ; mais ils différent entr'eux fur le danger &
la multiplication de la contagion qu'ils attribuent à la
petite vérole prife par Inoculation. Les Inoculateurs fou-
tiennent que le danger de la contagion , qui appartient à la
maladie artificielle , eft moindre que celui de la petite vérole naturelle , ou au moins n'eft pas plus grand ; c'eft ce
qu'ils tâchent d'établir par plufieurs raifonnemens qui ont

Etat de la quef-
tion : fujet du dif-
férent entre les
Inoculateurs &
leurs Adverfaires.

quelque vraifemblance. Les Anti - Inoculateurs ne croient pas devoir s'en tenir à des raifonnemens fpécieux, dans une matiere auffi importante ; en conféquence, ils ont cru qu'il étoit néceffaire de recourir aux regiftres publics d'Angleterre, que tout le monde peut confulter, & que l'on connoît fous le nom de Nécrologe ou de Bills mortuaires.

Plufieurs l'ont fait, & ont choifi pareil nombre d'années, avant & après l'introduction de l'Inoculation en Angleterre. Ils ont compté le nombre de ceux qui étoient morts de la petite vérole naturelle feule, pendant un grand nombre d'années antérieures à l'Inoculation, & celui des morts de la petite vérole, tant naturelle qu'artificielle, pendant les années où l'Inoculation s'eft pratiquée, pour voir par la comparaifon des deux nombres, combien l'état avoit pû perdre, ou gagner à l'introduction de cette nouvelle pratique.

Voici quel a été le réfultat de leurs recherches. Suivant l'Écrit intitulé, EXAMEN DE L'INOCULATION, qui a paru en 1764, « M. de Haën (dans fa refutation de l'Inoculation, page 136 & 138,) a comparé, dans l'examen des liftes mortuaires Angloifes, les 22 années qui ont précédé l'Inoculation, laquelle commença à s'y établir en 1722, avec 22 années révolues depuis le regne de l'Inoculation, jufqu'en 1755 inclufivement. Il a trouvé, calculs faits, que dans ces dernieres « il étoit mort de la petite vérole 7445 » perfonnes de plus, que pendant le cours des 22 premieres » années.... d'où il réfulte, que pendant les 22 années du » regne de l'Inoculation, le nombre de ceux que la petite » vérole a emportés, furpaffe de plus d'un fixiéme, celui » des 22 années qui ont précédé l'établiffement de cette » pratique *. »

» Nous avons l'obligation à M. Raft fils, Médecin de » Lyon, d'un relevé encore plus confidérable du Nécro-» loge de Londres. Il y prend le nombre des morts, que » la petite vérole a emportés dans Londres, depuis 1721 » jufqu'en 1758 ; il le compare avec celui des naiffances » pendant le même efpace de temps. Il fait la même chofe

* Pag. 146.

» pour les 38 années qui ont précédé l'époque de l'Inocu-
» lation ; il fait plus, il compare les morts de la petite vé-
» role, à la totalité des morts de différentes maladies avant
» & pendant l'Inoculation.

Ib. p. 247. &
248.

» Le réfultat de fes calculs eft, d'un côté, que le nombre
» des morts de la petite vérole, avant l'Inoculation, eft à
» celui des nés, comme 90 eft à 1000, & à celui qui com-
» prend la totalité des morts, comme 64 eft à 1000 ; de
» l'autre, que le nombre des morts de la petite vérole, de-
» puis l'Inoculation, eft à celui des nés, comme 127 eft à
» 1000, & à celui qui comprend la totalité des morts, comme
» 81 eft à 1000. D'où, en réfumant, M. Raft conclud que,
» depuis qu'on pratique l'Inoculation à Londres, la mortalité
» de la petite vérole y eft augmentée de la proportion de 127
» à 90, en la comparant au nombre des naiffances, ou dans
» celle de 81 à 64, en la comparant à la totalité des morts,
» malgré l'inexactitude que préfente, à l'avantage de l'Ino-

Ibid. pag. 250.

» culation, cette feconde maniere de calculer *.

Donc, fuivant le premier calcul, où l'on compare le nombre des morts de la petite vérole avec les naiffances, il eft mort
en Angleterre, pendant les 38 années du regne de l'Inoculation, un feptiéme des nés, au lieu que dans les 38 années qui
ont précédé ce regne, il ne mouroit qu'un onziéme : ce font
quatre onziémes, ou près d'un tiers de différence entre
l'un & l'autre nombre, au défavantage de l'Inoculation.

Suivant le fecond calcul, où il s'agit de comparer le
nombre des morts de la petite vérole, avec la totalité des
morts de toutes fortes de maladies, il eft mort en Angleterre, pendant le même efpace de 38 ans du regne de
l'Inoculation, un douziéme de la totalité, au lieu que,
pendant les 38 ans qui ont précédé, il n'en mouroit
qu'un quinziéme. La différence des deux nombres eft trois
quinziémes, ou un cinquiéme ; c'eft-à-dire que, depuis
l'Inoculation, il eft mort en Angleterre, un cinquiéme de
plus de varioleux qu'auparavant.

C'eft dans la même vue de trouver la vérité, par des faits
authentiques, que M. de l'Epine, dans fon rapport, imprimé

en 1765, page 65, en s'appuyant du témoignage de M. Jurin, & confultant l'état authentique, publié par les Adminiftrateurs de l'Hôpital de Londres, établi dans cette ville pour la petite vérole, depuis le 26 Septembre 1746, jufqu'au 24 Mars 1763, dit que » du temps de M. Jurin, » Docteur en Médecine, Sécretaire de la Société Royale » de Londres avant 1721, temps où l'on n'inoculoit pas » encore, il ne mouroit, année commune, fur la totalité des » petites véroles naturelles, (on n'en connoiffoit pas d'au- » tres) qu'un feptiéme ; aujourd'hui il en meurt un quart.

» Si donc on confidére les petites véroles naturelles feules, » il en périt un fur quatre, & plus. Si l'on y joint ceux que » l'Inoculation, arrache, dit-on, des bras de la mort, il » en périt toujours fur la totalité des petites véroles réunies, » un fixiéme, au lieu d'un feptiéme, qui, fuivant M. l'E- » vêque de Worchefter, & M. Jurin, étoit la perte la plus » grande de fon temps. Donc, depuis l'Inoculation, l'Etat, » en Angleterre, perd, tant par la petite vérole naturelle, » que par l'artificielle, à proportion plus de fujets que lors » qu'on n'inoculoit point.

Voilà donc trois Médecins célèbres, M. de Haën, M. Raft à Lyon & M. de l'Epine à Paris, qui procédent de même pour trouver la vérité, c'eft-à-dire, pour découvrir ce que l'Etat peut gagner, ou perdre à l'introduction de l'Inoculation ; ils font tous trois la même comparaifon, ils en tirent tous trois la même conclufion ; fçavoir, que, calcul fait, l'Etat y perd.

Un grand nombre de Médecins habiles applaudiffent à cette maniere de rendre la vérité fenfible, & de diffiper les nuages d'une multitude de raifonnemens fophiftiques. Effectivement, rien ne paroît plus fenfé que de juger d'une pratique, propofée pour la confervation des Citoyens, par les fruits qui en réfultent dans un nombre d'années confidérable, tel que 18, 22 & 38, qui eft plus que fuffifant pour juger du cours réglé, & des effets ordinaires d'une maladie quelconque, fans craindre les imputations d'épidémie. Si le nombre des morts diminue au total pendant ce temps, la pratique est utile ; si le nombre des morts augmente, la pratique doit être jugée pernicieuse, sur-tout si l'on avoue que cette pratique est capable de porter avec soi la contagion, & de l'augmenter.

Croiroit-on devoir s'attendre, après cela, qu'un Docteur célébre de la faculté de Médecine de Paris, traiteroit le raisonnement de M. de l'Epine, (qui est, au fond, le même que celui de M. de Haën, & de M. Rast Médecin de Lyon), « *du plus* » *étrange & du plus bisarre argument que l'esprit de sophisme* » *ait jamais enfanté* *. » Ecoutons donc l'argument & la réponse qu'on y a faite.

« Avant qu'on inoculât en Angleterre, la petite vérole » naturelle faisoit mourir un homme sur sept de ceux qu'elle » attaquoit : depuis que cette méthode y est en crédit, il » meurt, un sur quatre, année commune, de la petite vé- » role …. * tandis que la même maladie, contractée par Ino- » culation, en fait périr *un*, au plus, sur le nombre de 343 *…. » or, si l'on prend ensemble les deux nombres des morts, & » qu'on en fasse un total, il se trouvera qu'au lieu d'un septiéme » on perd un sixiéme des varioleux *…. donc, conclud notre » Auteur, l'Etat perd à tout cela, & par conséquent la sé- » curité est mal fondée. * »

On ne peut nier que chacune des propositions qui composent cette espece de raisonnement, ne se trouve en termes équivalens dans le Rapport de M. de l'Epine. Mais, comme ces mêmes propositions sont tirées de différens endroits, dont elles ont été transposées, c'eût été *belle merveille*, si elles se fussent rencontrées former un syllogisme parfait composé de deux prémisses régulieres, *majeure* & *mineure*, d'où s'ensuivît naturellement la conclusion.

Si donc cette suite de propositions ainsi réunies, paroît irréguliere dans la forme, on n'en sçauroit rien imputer à l'Auteur du Rapport.

Il peut se faire que, pour la commodité de la Réponse, M. Petit ait eu besoin de reduire en syllogisme le raisonnement de M. de l'Epine ; mais, sans recourir à des transpositions, la chose étoit facile ; & voici (en com-

mençant

mençant à la ligne 24 de la page 65 , & continuant jufqu'à la fin de la même page,) comment renfermer dans un fyllogifme très-régulier, toute la fuite de ce raifon-nement.

Une pratique qui augmente les ravages de la petite vé-role, eft nuifible à l'Etat : or l'Inoculation augmente les ravages de la petite vérole ; donc l'Inoculation eft nuifi-ble à l'Etat.

On prouve la *mineure* par la comparaifon du nombre des perfonnes qui mouroient en Angleterre de la petite vérole naturelle feule, avant l'introduction de l'Inocula-tion, avec le nombre des perfonnes qui font mortes dans le même Royaume, depuis le regne de l'Inoculation, de la petite vérole, tant naturelle qu'artificielle, & dont le réfultat eft, qu'il meurt actuellement en Angleterre de la petite vérole, un feptieme de plus de perfonnes, qu'il n'en mouroit avant l'Inoculation.

Le raifonnement de M. de l'Epine, préfenté fous cette forme, eft auffi régulier que concluant ; & comme c'eft effectivement à quoi fe réduit tout ce qu'il a dit fur cette matiere, on pourroit y renvoyer l'Auteur de la Réponfe.

Néanmoins, comme les propofitions énoncées dans l'ar-gument attribué à M. de l'Epine, font toujours les mêmes, pour le fond, rien n'empêche, dans l'examen de la Ré-ponfe, de fuivre l'ordre que M. Petit a jugé à propos d'y garder. Voici la réponfe à l'argument fous la forme qu'il lui a donnée.

On commence par nier le fait énoncé dans la premiere propofition , que l'on regarde comme la *majeure* de l'argument , & on foutient qu'il n'eft pas vrai que, de-puis l'introduction de l'Inoculation en Angleterre, il meure plus de perfonnes de la petite vérole naturélle, qu'il n'en mouroit auparavant. Le calcul de M. Jurin, dit-on, a été fait fur ceux que la petite vérole attaquoit, tant dans les maifons des Particuliers, que dans les Hôpitaux, au lieu que les tables mortuaires ne parlent que de ceux qui ont été traités dans l'Hôpital. * Or on fait qu'il meurt plus

* Second Rap-port, pag. 105.

B

d'hommes d'une maladie quelconque, fur-tout d'une maladie contagieufe, dans un Hôpital, que dans les maifons des Particuliers.

Mais cette raifon, prife du plus grand nombre de perfonnes qui meurent d'une maladie quelconque dans un Hôpital, que dans les maifons des Particuliers, n'eft vraie qu'en l'appliquant à certaines maladies, & à des Hôpitaux, où l'on reçoit indiftinctement toutes fortes de malades.

On conçoit, par exemple, fort bien, pourquoi le fcorbut & les plaies de la tête doivent guérir beaucoup plus difficilement dans un Hôpital, que dans des maifons particulieres. La premiere maladie confifte dans une corruption de la maffe du fang, qui n'eft pas de nature à diminuer par les fignes de pourriture qui fe manifeftent au-dehors, tels que font le gonflement & le faignement des gencives, les ulceres & la puanteur de la bouche, les taches de la peau, & les ulceres malins & rebelles qui naiffent en différentes parties du corps. Tous ces fymptômes extérieurs ne font que s'accroître par l'infection d'un air rempli de parties putrides, fans rien diminuer de la corruption propre de la maffe du fang, qui en eft, au contraire, de beaucoup augmentée.

Quant aux plaies de la tête, il n'eft pas fort étonnant qu'elles guériffent plus difficilement dans un Hôpital, où l'on reçoit communément des perfonnes attaquées de différentes maladies, dont les vapeurs nuifent beaucoup à ces efpéces de plaies ; d'ailleurs ces plaies fe trouvent avoir leur fiége dans des parties tendineufes, très fufceptibles d'altération par la moindre vapeur étrangere, enforte que la tranfpiration qui fort naturellement du corps de plufieurs perfonnes, quoique faines, réunies dans un même lieu, pourroit feule leur porter un dommage confidérable.

On ne voit rien de pareil dans la petite vérole ; les exhalaifons d'un certain nombre de perfonnes attaquées de cette maladie, & réunies dans un Hôpital à ce deftiné uniquement, pourvû qu'on ait foin de renouveller l'air de temps à autre, paroiffent plutôt propres à favorifer la louable éruption des boutons ; car , en fait d'éruptions , les femblables s'attirent , & fe prêtent un mutuel fecours : or on fçait que c'eft de l'éruption que dépend le fuccès de cette maladie.

Ajoutez qu'un Hôpital fourni de tous les fecours que l'on peut tirer , dans une maladie connue , de l'expérience & de l'habileté de favans Médecins verfés dans le traitement de la petite vérole , de l'affiduité & de la capacité des perfonnes employées au fervice des malades , & enfin , de l'abondance de toutes les chofes qui concernent la nourriture & les remédes , doit faire efpérer un tout autre fuccès , que celui qu'on obferve dans les maifons des Particuliers d'une grande ville , qui la plûpart fe conduifent fans confeils , ou par de mauvais confeils , dont plufieurs manquent des chofes les plus néceffaires , tant pour la nourriture que pour les remédes , & dont un grand nombre meurt par des imprudences.

D'ailleurs quelle preuve de fait donne - t - on , qu'il périt effectivement plus de monde de la petite vérole dans les Hôpitaux , que dans les maifons des Particuliers d'une ville prifes en général ? Plufieurs Praticiens affurent le contraire , & le témoignage de quelques-uns fe trouve même dans le Rapport de M. de l'Epine. P. 20.

Au refte , quand il feroit vrai , qu'il périt en général plus de monde de la petite vérole dans les Hôpitaux , que dans les maifons des Particuliers , on n'en pourroir point conclure , qu'il ne meurt pas actuellement en Angleterre plus de perfonnes de la petite vérole , qu'il n'en mouroit avant l'introduction de l'Inoculation , puifque les calculs très-authentiques de MM. dé Haën & Raft , qui font tirés du Nécrologe d'Angleterre , & auxquels on ne peut reprocher d'avoir été faits les uns fur des Hôpitaux , les autres fur des maifons particulieres , prouvent la vérité de ce que l'Auteur de la Réponfe nie avec tant de confiance. Il eft temps de paffer à la feconde propofition du Raifonnement , que l'on a appellée la *mineure*.

» Or , fi l'on prend enfemble les deux nombres des morts ,

Second Rapport.
pag. 104.

La mineure de l'argument eſt accuſée d'être contraire à la raiſon.

Ib. p. 106.

» & qu'on en faſſe un total, il ſe trouvera, qu'au lieu d'un » ſeptiéme, on perd un ſixieme des varioleux.

» Cette ſeconde propoſition eſt accuſée d'être contraire à » la raiſon ; il s'agit, dit-on, de comparer deux nombres » l'un à l'autre, pour en trouver la différence ; l'Auteur les » additionne ; il en forme un total : eſt-ce-là le moyen de » trouver la différence que l'on cherche ? «

Cette réponſe ſeroit juſte, ſi dans l'endroit qu'on prétend réfuter, il s'agiſſoit effectivement de comparer le nombre des perſonnes qui ſont péries de la petite vérole naturelle, avec le nombre de ceux qui ont été la victime de l'Inoculation.

Mais quelle apparence y auroit-il à vouloir mettre en comparaiſon les ſuccès de deux opérations qui différent ſi étrangement l'une de l'autre, par la qualité des ſujets ſur leſquels elles s'exercent ; l'une, c'eſt l'Inoculation, ne ſe charge que de bons ſujets ; l'autre, c'eſt le traitement de la petite vérole naturelle, ne refuſe aucun de ceux qui ont beſoin de ſon ſecours, parmi leſquels il y en a, au moins, moitié de maléficiés ; & on voudroit enſuite ſe prévaloir du grand nombre de ceux qui ont échapé à l'Inoculation, en le comparant au nombre plus petit de ceux que le traitement de la petite vérole naturelle a ſauvés, malgré pluſieurs déſavantages de conſtitution. D'ailleurs on ne peut faire une pareille comparaiſon, ſans ſe tromper évidemment dans le but qu'on doit ſe propoſer.

On cherche ce que l'État peut gagner, ou perdre au Traitement de la petite vérole, & à la pratique de l'Inoculation.

Ce que l'État gagne dans le Traitement de la petite vérole naturelle, eſt la ſomme des bons ſujets, jointe à un petit nombre d'autres, qui, quoique maléficiés, ont éprouvé l'efficace d'un Traitement méthodique : ce que l'État perd dans le Traitement de la petite vérole naturelle, ſont les mauvais ſujets, avec un certain nombre d'autres qui ne périſſent que par des imprudences.

Si donc l'État a quelque choſe à attendre de l'Inoculation, ce n'eſt qu'autant que ſes partiſans voudront ſe charger des

mauvais ſujets que le Traitement ordinaire de la petite vérole ne ſçauroit ſauver.

Cependant les Inoculateurs rebutent tous les mauvais ſujets, dont pluſieurs néanmoins ſe ſauvent par le traitement
méthodique de la petite vérole naturelle, & ils prélevent
l'élite des bons ſujets, qui devoient tous ſe ſauver par le
traitement ordinaire, & dont néanmoins pluſieurs ſuccom-
bent à l'Inoculation.

L'État ne doit donc rien à cette pratique; car il eſt évi-
dent que ceux, qui échapent à l'Inoculation, ne ſont pas ceux
que l'État lui doit, pour les avoir ſauvés, puiſqu'on convient
aſſez univerſellement que le traitement de la petite vérole
naturelle ſuffit pour les ſauver tous.

Ce qui appartient en propre à l'Inoculation, eſt le nombre
de ceux qui périſſent dans cette opération, & qui très-pro-
bablement devoient ſe ſauver par le traitement ordinaire.

Voilà proprement ceux, dont l'État eſt redevable à l'Inoculation, & qu'il faudroit comparer avec le nombre de ceux
que le traitement de la petite vérole naturelle ſauve.

Car pour ſuivre les regles d'une comparaiſon raiſonnable,
il faut comparer enſemble ce que chaque choſe a de propre,
& auſſi enſemble ce que les mêmes choſes ont d'accidentel
& d'étranger.

Or, ce qui appartient proprement au traitement méthodique d'une maladie naturelle, eſt de ſauver ceux ſur qui
il s'exerce; s'il périt quelqu'un dans ce traitement, c'eſt un
accident étranger à l'Art : mais le propre de l'introduction
du virus, ou levain morbifique dans la maſſe du ſang d'un
homme ſain, eſt l'infection des liqueurs de cet homme, le
dérangement de ſa ſanté, & la mort. Si un grand nombre
échapent aux atteintes de ce poiſon mortel, ce n'eſt point
au poiſon qu'ils doivent ce ſalut, mais à la bonté de leur
conſtitution, qui a été plus forte que le virus deſtructeur. Ce
ſalut eſt un événement accidentel, par rapport à l'action du
virus.

Que les Inoculateurs ceſſent donc de nous obliger à comparer ce qu'il y a de propre dans le traitement de la petite

vérole naturelle, ſçavoir le nombre de ceux qu'il ſauve ; avec le nombre, quoique plus grand, de ceux qui échapent aux atteintes meurtrieres & empoiſonnées d'une maladie contagieuſe inſérée artificiellement ; mais qui n'échapent, que par une circonſtance étrangere à cette opération, & dont on ne lui doit tenir aucun compte.

Mais quand il ſeroit vrai, que l'on pourroit, ſans une illuſion très-dangéreuſe, faire une comparaiſon de choſes auſſi inégales, toujours eſt-il vrai, de dire que, dans l'endroit cité, il ne s'agit point du tout de cette comparaiſon.

Monſieur de l'Épine, marchant ſur les traces de Monſieur de Haën, & de Monſieur Raſt, déſire ſçavoir, ſi depuis l'introduction de l'Inoculation, dont on releve tant le ſuccès en Angleterre, il périt moins de monde, dans la totalité, de ceux qui ſont attaqués de la petite vérole naturelle & de ceux qui ſe ſoumettent à l'artificielle, qu'il n'en périſſoit de la petite vérole ſeule avant le regne de l'Inoculation. Dans cette vûe, il compte le nombre des morts qui ſont péris de la petite vérole naturelle & de l'artificielle, pendant environ 18 ans, dans l'Hôpital de Londres, & il trouve que ce nombre de morts fait un ſixiéme par rapport à la quantité de ceux qui ont été traités dans l'une & l'autre maladie. Tel eſt le premier membre de ſa comparaiſon.

Voici le ſecond membre : *« Du temps de Mr. Jurin Docteur en Médecine, Sécretaire de la Société Royale de » Londres, qui écrivoit avant 1721, temps où l'on n'inoculoit pas encore, il ne mouroit, année commune, ſur » la totalité des petites véroles naturelles, qu'un ſeptiéme. Ces deux membres de la comparaiſon trouvés, M. de l'Epine n'en fait pas un total, comme M. Petit ſemble le lui reprocher, p. 106 de ſon ſecond rapport ; mais il en cherche la

différence, qui eſt celle de ſix à ſept *, c'eſt-à-dire, que, calcul fait, il périt en Angleterre, depuis l'introduction de l'Inoculation, de ceux qui ont la petite vérole, ſoit naturelle, ſoit artificielle, un ſeptiéme de plus qu'il n'en périſſoit dans le même eſpace de temps, par la petite vérole naturelle feule, avant l'introduction de l'Inoculation ; d'où M. de l'Epine conclud que l'Angleterre perd effectivement à l'admiſſion de cette nouvelle pratique. MM. de Haën & Raſt ont tiré la même concluſion d'une maniere de calculer toute ſemblable.

On aſſure, dit M. Petit, p. 85 de ſon premier Rapport, que ce raiſonnement a fait impreſſion fur de bons eſprits, & qu'il a enlevé des partiſans à l'Inoculation : on pourroit aſ-furer de plus, qu'il en enlevera encore.

Mais M. Petit trouve ce raiſonnement contraire à la rai-ſon ; & pour rendre ſenſible l'inconféquence de l'argument, il le compare à celui que l'on feroit, au ſujet de l'Ipéca-cuanha, en réuniſſant le petit nombre de ceux qui périſſent, malgré l'uſage de ce reméde, avec le grand nombre de ceux qui feroient morts dans un certain Hôpital, pendant trois ou quatre campagnes, ſans faire uſage du reméde, & que l'on ſuppoſe être de la moitié des ſoldats ; il ſe trouveroit, dit-on, que le nombre total des morts excéderoit celui de ceux qui périſſoient de la dyſenterie, avant la connoiſſance de l'I-pécacuanha ; donc il faudroit conclure que ce reméde eſt pernicieux, & qu'il doit être proſcrit.

On a de la peine à ſaiſir la reſſemblance que M. Petit trouve entre ce dernier argument & celui de M. de l'Epine.

Il eſt vrai que, dans l'un & l'autre, il s'agit d'une maladie qui ſe répand par contagion, la *petite vérole* & la *dyſenterie* ; & que c'eſt d'un hôpital que l'on prend le grand nombre des morts, que l'on réunit au petit nombre de ceux qui périſſent ailleurs, malgré l'uſage du reméde.

Mais quelle reſſemblance de qualités & d'effets naturels peut-on trouver entre la pratique de l'Inoculation qui, de l'aveu même des Inoculateurs, peut répandre & augmenter la contagion dans les villes, ſi l'on n'y apporte de grandes précautions, & l'uſage de l'Ipécacuanha, qui ne fut jamais ſoupçonné d'un pareil inconvénient, & ne le peut-être avec la moindre vraiſemblance ?

Cependant c'eſt préciſément en ce point que réſide la force & la ſolidité de l'argument de M. de l'Epine ; c'eſt parce que ce prétendu reméde eſt contagieux de ſa nature, & qu'on a toutes les raiſons du monde de l'accuſer d'aug-menter la contagion, qu'on lui attribue l'accroiſſement du nombre des morts, depuis ſon introduction.

On n'a donc pas eu tant de tort de faire un total de ceux qui périſſent de la petite vérole, ſoit naturelle, ſoit artifi-cielle, depuis le regne de l'Inoculation, & de comparer ce total avec le nombre de ceux qui mouroient de la ſeule petite vérole naturelle, avant l'Inoculation, dans un même temps donné.

Et comme d'après la recherche de pluſieurs Médecins de réputation, ce dernier nombre a été conſtamment trouvé moindre que celui des morts du régne de l'Inoculation, on a conclu, avec raiſon, que l'Etat perdoit réellement à l'uſage de ce ſingulier reméde.

Mais de plus, les calculs de l'argument que M. Petit traite avec raiſon de *biſarre*, ſe font ſur un rélevé de trois ou quatre campagnes, & dans un temps de mortalité ſinguliere; puiſ-que l'on ſuppoſe qu'il y périt moitié des ſoldats qui en ſont attaqués, ce qui peut, ou même doit être attribué à une épidémie maligne.

Or quelle raiſon d'analogie peut-on trouver entre trois ou quatre années d'épidémie, & le cours ordinaire d'une autre maladie obſervée pendant l'eſpace ſuivi de 18 ans ſelon M. de l'Epine, de 22 ſelon M. de Haën, & de 38 ans ſelon M. Raſt?

Si l'argument que M. Petit a imaginé, pour faire voir la foibleſſe de celui de ſon Adverſaire, renferme du ridicule & quelque choſe de biſarre, cette biſarrerie ne peut appar-tenir, en façon quelconque, à l'argument de M. de l'Epine, qui eſt tout-à-fait différent de celui qu'on voudroit lui attri-buer.

Ce n'eſt donc pas ſans raiſon, que l'Auteur de l'Hiſtoire de la petite vérole, après avoir rapporté le relevé du Nécro-loge Anglois donné par MM. de Haën & Raſt, & par le-quel il eſt conſtant que le nombre des perſonnes qui ſont mortes de la petite vérole naturelle, a augmenté en Angle-terre

terre, depuis l'introduction de l'Inoculation, ajoute que l'on n'a fait *aucune réponse* à l'argument que l'on en tire, au désavantage de l'Inoculation; parce qu'il a estimé que l'expression *point de réponse* équivaloit à celle de *réponse nulle*. Voici les paroles mêmes de l'Auteur qui paroissent audessus de toute réplique.

» Suivant le Nécrologe Anglois, que tout le monde
» peut consulter; avant l'établissement de l'Inoculation,
» depuis l'an 1683 jusqu'en 1720 inclusivement; c'est-à-dire,
» pendant les 38 ans qui ont précédé l'Inoculation; sur
» mille nés à Londres, il y en avoit 90 qui mouroient de
» la petite vérole; & depuis l'établissement de l'Inoculation,
» c'est-à-dire, depuis 1721 jusqu'en 1758 inclusivement; il
» en est mort 127 sur mille, 37 par mille de plus, depuis
» l'Inoculation. De maniere que, depuis l'époque de cet
» établissement, il est mort à Londres, pendant l'espace de
» 38 ans, 22700 malades de plus, de la petite vérole, qu'il
» n'en mouroit auparavant dans le même espace de temps.
» Cette objection tirée du Nécrologe Anglois, fut proposée
» en 1759 par Monsieur de *Haën*; Monsieur *Rast* de Lyon
» l'a faite depuis; point de réponse, point de solution: on
» demande, au nom de l'humanité, qu'on y réponde; mais
» qu'y peut-on répondre? On ne sçauroit nier des faits
» clairs comme le jour. *

Si l'on ajoute à cet argument invincible, tiré de l'augmentation considérable du nombre des personnes mortes de la petite vérole à Londres, depuis le régne de l'Inoculation, pendant trente-huit années consécutives, les preuves sans nombre que le même Auteur apporte pour montrer; *que cette pratique est capable de faire naître tout-à-coup, dans une mauvaise saison, des épidémies affreuses de petite vérole dans les villes où elle paroissoit assoupie* *; *que depuis son introduction, la petite vérole, qui autrefois laissoit des intervales considérables, ne disparoît plus aujourd'hui de chez nous* *; *que considérée en elle-même, elle est sujette à mille inconvéniens d'une conséquence dangéreuse* *; *qu'elle n'est point un reméde préservatif d'aucune*

* Histoire de la petite vérole, t. 1. p. 218.

* Ib. page 140.

* Ib. pag. 216 & 219.

* Ib. pag. 136.

maladie, mais que ce n'est autre chose qu'un moyen de forcer la nature à contracter un mal* ; que les Inoculés courent plus de risque dans la récidive, lorsqu'ils s'y exposent, que ceux qui ont eu la petite vérole naturelle * ; que l'inutilité est un des moindres caractères de l'Inoculation* ; qu'au reste elle n'est bonne, ni pour un Royaume, ni pour une Ville, ni même pour un particulier *. Il en résultera, qu'en comparant la pratique de l'Inoculation avec le traitement de la petite vérole naturelle, celui-ci est le seul, dont l'Etat puisse tirer quelqu'avantage, tandis que l'autre, sous l'apparence trompeuse d'utilité, ne fait réellement aucun bien, & est pernicieux à plusieurs personnes, dont la vie est chere à l'Etat.

*Ib. pag. 252.

*Ib. pag. 236 & 237.

*Ib. pag. 226.

*Ib. pag. 229.

F I N.